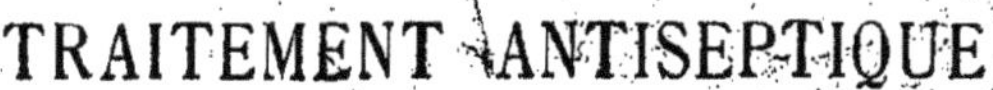

TRAITEMENT ANTISEPTIQUE

DE LA

PHTISIE

PAR

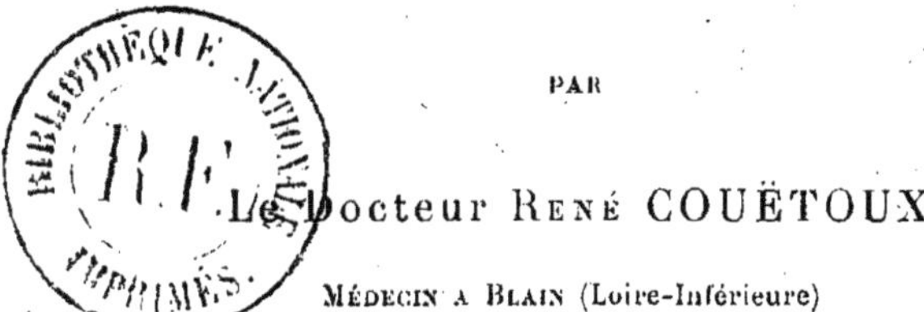

Le Docteur RENÉ COUËTOUX

MÉDECIN A BLAIN (Loire-Inférieure)

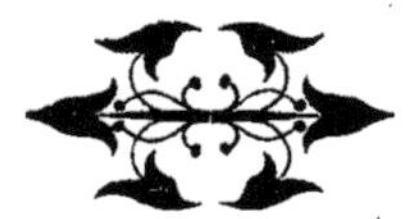

PARIS
OCTAVE DOIN, EDITEUR
8, Place de l'Odéon, 8

1900

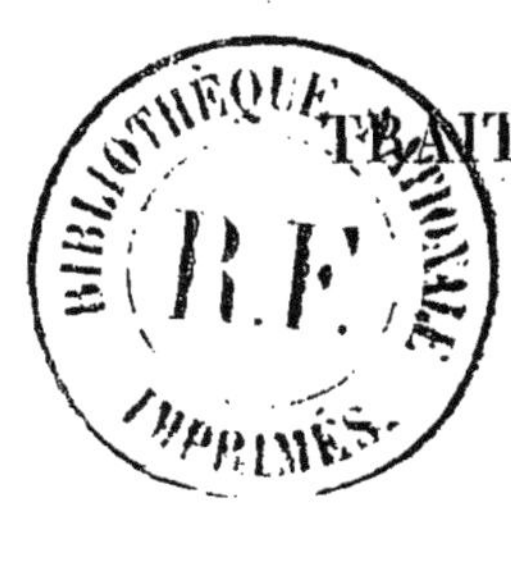

TRAITEMENT ANTISEPTIQUE

DE LA

PHTISIE

TRAITEMENT ANTISEPTIQUE

DE LA

PHTISIE

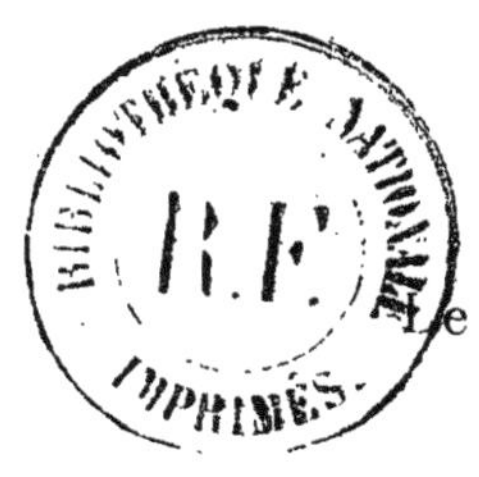

PAR

Le Docteur René COUËTOUX

Médecin a Blain (Loire-Inférieure)

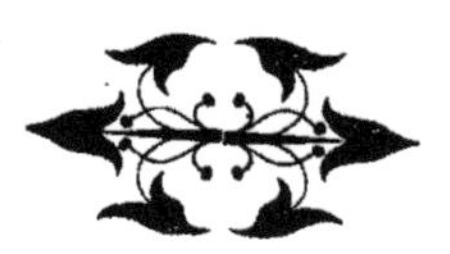

PARIS

OCTAVE DOIN, ÉDITEUR

8, Place de l'Odéon, 8

—

1900

PRÉFACE

Après avoir présenté au dernier Congrès médical de Lille un court abrégé de notre travail, uniquement destiné aux médecins, nous avons voulu, dans les pages qui vont suivre, nous écarter de notre primitive concision, suffisante pour nos savants confrères, et donner des explications qui permissent à tout le monde de nous bien comprendre.

Toutefois, malgré l'apparente simplicité de la méthode que nous allons exposer, que le lecteur étranger à l'art médical ne s'y trompe pas. Nous ne donnons du traitement de la phtisie que les notions nécessaires pour expliquer notre nouvelle thérapeutique et du reste jamais la seule lecture d'un ou plusieurs livres ne lui apprendra à soigner un malade, encore moins à se soigner lui-même sans la direction du médecin.

Mais le traitement curatif n'est pas toujours l'unique objectif que nous devons poursuivre.

Malgré les progrès merveilleusement rapides et surprenants, que la science accomplit tous les jours dans le domaine de la médecine comme dans celui de la chirurgie, la tuberculose pulmonaire, résistant à ses continuels assauts, poursuit sans relâche et étend sans cesse son œuvre d'impitoyable destruction. Elle est surtout redoutable par l'insidieuse perfidie de sa contagion.

Et c'est uniquement pour cette raison que nous avons pensé faire œuvre utile en signalant les grands dangers occasionnés par la présence d'un tuberculeux dans une famille et surtout dans un centre d'agglomération.

René COUËTOUX.

Décembre 1899.

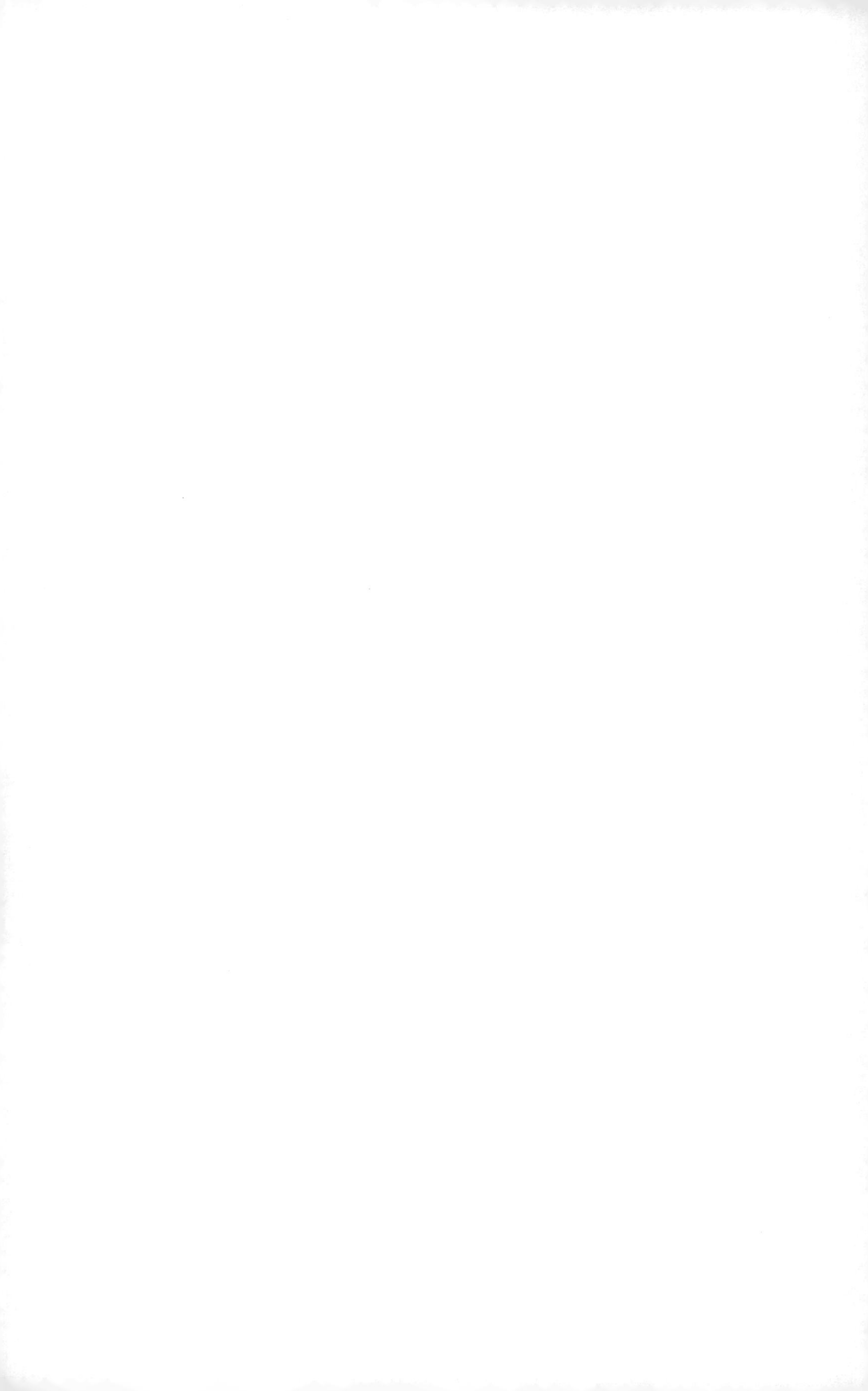

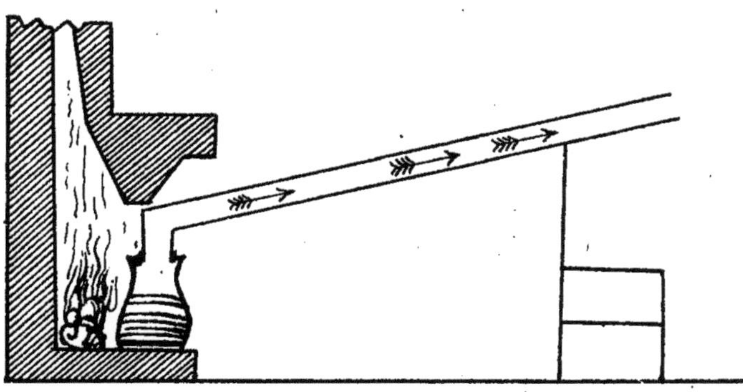

Coupe schématique de mon thermo-vaporisateur de campagne, formé d'un simple pot en terre, allant au feu, et d'un tuyau de gouttière muni d'un coude à l'une de ses extrémités. Complété par les rideaux du lit, sur le bord duquel on peut appuyer l'extrémité libre du tuyau, il permet, par un temps rigoureusement froid, avec portes et fenêtres ouvertes, de maintenir un malade dans un air chaud, dont il faut même se garder de ne pas élever la température à un degré excessif.

TRAITEMENT ANTISEPTIQUE

DE LA

PHTISIE

Le très regretté professeur Dujardin-Beaumetz me fit l'honneur au mois de septembre 1885 d'accorder, dans le *Bulletin général de Thérapeutique*, l'hospitalité à un article que j'avais intitulé : *Essais d'antisepsie médicale*. Dans ce travail, qui avait eu pour origine l'emploi des remèdes respirés dans la diphtérie et les heureux résultats que plusieurs confrères et moi avions obtenus, je cherchais à démontrer que cette méthode thérapeutique, d'une puissance si remarquable, pouvait s'appliquer à d'autres maladies contagieuses et particulièrement à la phtisie. Je produisais même à l'appui de ma thèse, concernant cette dernière maladie, plusieurs observations qui me paraissaient alors et me paraissent encore dignes d'attirer l'attention. J'exprimais l'opinion que l'on pouvait rationnellement concevoir l'espérance, en employant ce mode d'administration médicamenteuse, de diminuer la mortalité causée par la tuberculose pulmonaire et même de lutter avec avantage contre les désastreux ravages produits par sa contagion, comme on avait réussi à le faire pour la diphtérie.

On pourrait du reste généraliser cette proposition et comprendre dans le même groupe toutes les maladies contagieuses des voies respiratoires. Je trouve en effet à ces diverses affections trois caractères qui leur sont communs : même fonction compromise, même genre d'auto-infection, mêmes voies principales de propagation.

Depuis cette époque relativement lointaine j'ai gardé le silence. Ce n'est pourtant pas que mes idées se soient modifiées ni que ma confiance en ce mode de traitement aît diminué. Dans le même *Bulletin général de Thérapeutique*, au mois de mars 1886, à propos d'une observation de croup, je donnais par avance la raison de mon abstention : « Quelle que soit, disais-je, chez un médecin de campagne la passion de découvrir quelque moyen nouveau pour soulager ou guérir son semblable, quelque prudente que soit sa conduite dans ses expériences cliniques, les ressources lui manquent pour expérimenter d'abord sur les animaux et la crainte légitime de se déconsidérer par les essais les plus rationnels, qu'une circonstance fortuite peut empêcher de réussir, le rend à bon droit très circonspect, parfois même le paralyse dans ses meilleures intentions. » J'avais indiqué une nouvelle voie: j'espérais que mes confrères m'y suivraient et m'apporteraient le concours de leurs lumières.

I. — NOTIONS GÉNÉRALES

Un autre motif qui vient de disparaître avait considérablement refroidi mon zèle. Je me faisais besoin pour appliquer la méthode d'appareils de vaporisations grossiers, étranges et souvent malpropres que ma clientèle considérait avec une défiante surprise, qu'elle tolérait quand il s'agissait de la diphtérie, mais qu'elle ne tardait pas à refuser pour toute autre maladie. Parmi ces appareils, soit dit en passant, mon vaporisateur de campagne est maintenant, dans la presse médicale française, attribué avec grand éloge au professeur Baginsky de Berlin. Je l'avais pourtant signalé et décrit en 1885 et 1886 dans les deux articles précités. Je puis à bon droit en revendiquer la priorité.

Aujourd'hui je viens de trouver mieux en me servant uniquement des fumigations. Après avoir dissous les remèdes dans l'alcool, je remplis de la solution une cuillère en fer et, la tenant par l'autre extrémité, j'y mets le feu au moyen d'une allumette. Ce procédé très simple et très commode m'a permis de reprendre mes expériences cliniques. Il a sur les vaporisations plusieurs avantages. Il simplifie le problème en donnant l'action du parfum médicamenteux dégagé de toute altération de l'état hydrométrique de l'air et il peut être utilisé aussi facilement en été qu'en hiver, attendu qu'il ne modifie pas d'une manière sensible le degré de la chaleur dans un appartement.

On a mis en doute l'action des remèdes respirés ; on a prétendu en particulier que dans la phtisie ils ne sauraient atteindre le tissu malade. Par cette voix d'introduction le médicament n'irait qu'aux alvéoles saines et aux grandes cavernes seulement (ce qui déjà n'est pas à dédaigner) tandis que les lobules hépatisés ne sauraient lui livrer passage. Mais en admettant l'inconstance de l'action topique, toute la question est de savoir si certaines drogues peuvent être introduites dans l'organisme, autrement dit être véritablement absorbées par les voies respiratoires. Or ceci est indéniable et c'est par cette voie que l'on obtient les plus extraordinaires merveilles de la thérapeutique : l'anesthésie chloroformique en est une très concluante démonstration.

Dosage.

Quant au dosage, il est basé sur l'état du malade, sur les modifications qui se produisent dans son organisme, sur le cubage plus ou moins approximatif de sa chambre, sur sa susceptibilité plus ou moins grande à l'égard des parfums médicamenteux et sur l'action plus ou moins intense que l'on veut obtenir. Du reste le dosage dans ce mode thérapeutique concerne, comme nous le verrons plus loin, la durée de l'emploi plutôt que la quantité employée d'un remède.

Action physiologique.

Si l'on n'était pas influencé par la coutume, trouverait-on rationnel de faire ingérer par la voie stomacale du goudron, de la créosote, de l'eucalyptus, afin que les essences contenues dans ces médicaments, après avoir fatigué le système digestif, parviennent en minimes parties jusque dans les bronches et les alvéoles pulmonaires, les seuls organes auxquels ces drogues indigestes étaient destinées. Evidemment ce sont les voies respiratoires qui offrent à ce groupe de remèdes la voie la plus courte et la plus sûre pour arriver à leur destination. Je pose donc en règle générale que l'on doit autant que possible administrer par l'estomac les remèdes destinés à l'appareil digestif et par la respiration ceux que réclame la respiration. L'expérience m'a d'ailleurs démontré que par les remèdes respirés on peut fréquemment obtenir une intensité d'action physiologique que l'on ne saurait jamais atteindre par la voie digestive même à doses toxiques !

On peut aussi établir comme principe que les remèdes diffusés dans l'atmosphère produiront dans l'économie une action thérapeutique de même genre que s'ils étaient introduits dans l'organisme par la voie digestive on par la voie sous-cutanée. Les médecins connaissent par exemple l'effet calmant de l'acide phénique sur les plaies et de l'acide salicylique contre les douleurs rhumatismales. Or en pratiquant, avec mon procédé de la cuillère en fer, des fumigations au moyen d'une solution alcoolique, dans laquelle ces deux médicaments entrent comme susbtances agissantes, j'ai obtenu des effets sédatifs très remarquables dont quelques observations ont été publiées dans mes *Essais d'antisepsie médicale* et sur lesquels j'ai l'intention de revenir.

Un caractère beaucoup plus important distingue ce mode d'administration médicamenteuse. Si l'on emploie en fumigations ou vaporisations des drogues antiseptiques dans la chambre d'un malade, il se produit une action combinée d'une part sur le malade lui-même, d'autre part sur l'air qu'il respire, sur l'atmosphère du lieu où il est enfermé. Comme conséquence de cette action complexe, on peut distinguer plusieurs doses dans la désinfection : les doses chimiques, les doses cliniques et les doses mixtes,

1° *Désinfection à doses chimiques.* — C'est la seule généralement admise aujourd'hui comme valable. Elle est basée sur des expériences de laboratoire, lesquelles ont démontré combien il faut par mètre cube, pour un appartement hermétiquement clos, d'une drogue antiseptique quelconque, le soufre par exemple, afin d'y détruire tous les germes d'une maladie déterminée. Elle n'a que l'inconvénient d'être impraticable pendant que la chambre du malade est habitée.

2° *Désinfection à doses cliniques.* — Ici, c'est le traitement lui-même, traitement continu comme la maladie, qui constitue la désinfection ininterrompue de la chambre au moyen des médicaments respirés par le malade et en même temps diffusés dans l'atmosphère. On employait naguère, on emploie encore concurremment au sérum antidiphtérique, sous l'heureuse initiative du docteur Renou de Saumur, des vaporisations d'acide phénique contre la diphtérie. Eh bien ! en utilisant ce mode thérapeutique, on produit une action physiologique sur l'organisme du malade et une désinfection continue de l'air de sa chambre sans cesse contaminé. En d'autres termes, du même coup on fait de la médication curative ordinaire, on s'oppose à l'auto-infection et l'on diminue les dangers de la contagion. Comment agit cette médication sur les microbes morbides qui pullulent dans l'organisme du malade et dans l'air qui l'environne ? Ces microbes sont-ils détruits avec leurs toxines ou bien seulement neutralisés ? Profond secret de la nature que nos savants futurs parviendront peut-être à approfondir. Cette médication s'est montrée d'une façon indéniable très efficace dans le sens complexe que je viens d'indiquer contre la diphtérie, la seule maladie contre laquelle elle a été sérieusement essayée. Plusieurs distingués confrères l'ont ainsi que moi constaté. Cela suffit pour que je sois autorisé à la proposer contre la tuberculose pulmonaire.

3° Désinfection à doses mixtes. — Malgré les désinfections à doses cliniques, le médecin s'aperçoit qu'une maladie persiste à se montrer très infectieuse, ou que la convalescence est traînante, ou bien encore que dans l'entourage quelques symptômes de contagion se manifestent. Il ne peut d'autre part faire évacuer la chambre que pendant un certain nombre d'heures, temps insuffisant pour pratiquer une désinfection à doses chimiques. Dans ces conditions il divisera le temps mis à sa disposition en deux parties. Pendant la première partie il pratiquera, portes et fenêtres hermétiquement closes, une désinfection à dose cliniquement intolérable et se rapprochant plus ou moins de la dose chimique. Durant la seconde partie du temps, il ouvrira largement portes et fenêtres et débarrassera la chambre des produits toxiques avant la rentrée du malade et de son entourage. Voilà ce que j'appelle la désinfection à doses mixtes à laquelle j'ai plusieurs fois attribué des résultats très favorables. On en trouvera un exemple dans ma communication du 30 mars 1886 au *Bulletin général de Thérapeuthique.*

Dans le rapport que, le 3 mai 1898, il présenta à l'Académie de Médecine comme rapporteur d'une commission aussi remarquable par le nombre que par l'autorité de ses membres, monsieur le professeur Grancher s'exprimait ainsi : « Quant à la désinfection du logis, elle viendrait utilement *à de longs intervalles ou après décès, c'est tout ce que l'on peut lui demander.* On ne peut actuellement mieux faire que ce qui se fait dans les sanatoria pour tuberculeux. Outre le crachoir dont l'usage est réglementaire, outre la défense de cracher sur le sol ou sur le parquet sous peine d'expulsion, chaque chambre est par précaution désinfectée *après le passage de chaque malade*. Il va de soi que le balayage est rigoureusement interdit et remplacé par le lavage à l'éponge ou la serpillère humide. » Il n'est pas question, on le voit, dans ce document tout récent et de premier ordre, de la possibilité de pratiquer une désinfection quelconque dans la chambre d'un tuberculeux, tant que cette chambre n'est pas évacuée, soit par décès ou guérison soit par changement de locataire.

Depuis l'immortel Pasteur, nous devons considérer la plupart des médicaments administrés contre les maladies infectieuses comme possédant deux genres de propriétés absolument inséparables et pourtant très différentes l'une de l'autre. D'une part ils ont une action anti-microbienne, d'autre part une action physiologique. Prenons le soufre pour exemple, son pouvoir sur les microbes est nettement déterminé par des expériences de laboratoire ; il tue à telle dose celui-ci, à telle dose celui-là, et il lui faut pour opérer son œuvre de destruction telles conditions et telle durée de contact. Voilà l'action anti-microbienne du soufre. Si tel était l'unique effet de la médication sulfureuse, la thérapeutique des maladies infectieuses serait remarquablement simplifiée : on n'aurait qu'à forcer la dose et la maladie serait bientôt vaincue par la destruction de son principe. Mais le soufre agit en outre sur les diverses fonctions de notre organisme ; il purge en agissant sur la muqueuse intestinale ; il active l'expectoration en s'éliminant par les bronches ; il élève la température en produisant une excitation générale et pour abréger il met obstacle dans les poumons à l'oxygénation du sang. Voilà l'action physiologique dont il faut tenir le plus grand compte sous peine de provoquer les plus graves accidents.

Indications thérapeutiques.

L'aérothérapie médicamenteuse a été mise à l'épreuve dans la diphtérie et je pourrais revendiquer pour ce mode de médication les nombreuses et remarquables observations, relatives à cette maladie, que messieurs les docteurs Renou de Saumur, Barthélemy et Bonamy de Nantes, Geffrier d'Orléans, moi et plusieurs autres avons publiées avant la découverte du sérum antidiphtérique. Mais je n'ai pas les documents nécessaires pour établir exactement cette statistique. Aujourd'hui, du reste, les injections de sérum ont accaparé une si prépondérante place dans le traitement de la diphtérie que les méthodes thérapeutiques, qui les ont précédées, ne sauraient longtemps fixer l'attention. Oublions donc tout cela comme beaucoup de ceux dont nous avons naguère sauvé les enfants l'ont eux-mêmes oublié.

On pourra dans toutes les maladies recourir parfois avec avantage à cette voie d'introduction médicamenteuse pour ménager les fonctions digestives. Mais, à titre de méthode systématisée de traitement, l'aérothérapie médicamenteuse antiseptique ne me paraît guère indiquée que dans les maladies contagieuses des voies respiratoires. Dans ce groupe vient au premier rang la tuberculose pulmonaire dont je vais aborder le traitement.

II. — TRAITEMENTS ACTUELLEMENT USITÉS

Avant d'exposer une nouvelle méthode de traitement, examinons quelles sont actuellement les ressources dont le médecin dispose pour soigner ses clients, atteints de tuberculose pulmonaire, et entraver la contagion de cette maladie. Deux systèmes sont aujourd'hui classiques et paraissent tenir la première place.

L'un consiste à renouveler sans cesse l'air que respire le malade en le faisant vivre dans une chambre, dont la fenêtre reste jour et nuit constamment ouverte. Mais ce mode de traitement, qui effraiera beaucoup de malades et même un certain nombre de médecins, n'est certainement pas applicable dans tous les pays et dans toutes les classes de la société, du moins en toutes les saisons. Il exige pour l'hiver un climat assez doux, une chambre convenablement installée et un lit amplement garni de chaudes couvertures. Tous les malades n'ont pas tout cela. Quant à ceux qui le possèdent et accepteront ce mode de traitement, seront-ils toujours à l'abri des dangereuses maladresses, qu'il est facile de commettre avec une médication demandant à la fois une si grande hardiesse et une si prudente vigilance.

L'autre système, c'est le sanatorium avec son régime et sa discipline. Certes voilà une belle et louable innovation qui conviendrait du reste à beaucoup d'autres malades que les poitrinaires. Combien de gens, en convalescence de graves maladies, ou bien affaiblis par un surmenage quelconque, dont les causes sont fréquentes à notre époque, éprouveront un effet très salutaire d'un séjour dans ces sortes de retraites physiques et morales pour lesquelles d'ordinaire on choisit en France les régions les mieux ensoleillées, les sites les plus pittoresques, les climats les plus favorables. Le sanatorium pourra du reste profiter de tous les progrès de la science et la méthode que j'expose, si elle est reconnue bonne, lui sera parfaitement applicable. On pourra évidemment s'y passer de ma modeste cuillère en fer et y organiser une médication mieux outillée et plus savante. Quoi qu'il en soit, on aura beau multiplier les sanatoria et les agrandir, ils ne pourront jamais contenir qu'une infime proportion des phtisiques, qui ont tous besoin de secours dans leur intérêt propre et dans l'intérêt de la société. Jamais on ne parviendra à diminuer sérieusement les ravages que cause par contagion la tuberculose pulmonaire que le jour où l'on aura trouvé une médication rationnelle et accessible à toutes les situations de fortunes.

Quelle est donc aujourd'hui, abstraction faite du traitement par la fenêtre ouverte et des sanatoria, quelle est la situation commune et obligée de la grande foule des poitrinaires ?

Tant que le phtisique n'est pas alité et qu'il peut vaquer à ses occupations professionnelles, il fait la navette de sa maison au cabinet médical et le plus souvent il ignore la véritable nature de sa maladie. Durant le jour il change d'air à peu près autant qu'il en a besoin. Durant la nuit, il s'enferme dans une chambre bien fermée, dont il ne tarde pas à contaminer l'atmosphère à son propre détriment et au grand péril des personnes qui peuvent en même temps que lui y coucher. Cependant on lui conseille de se nourrir fortement et de prendre des toniques : il aura ainsi quelques chances de triompher de sa maladie. Mais, pour combattre les lésions, qui siègent déjà aux organes de la respiration, son estomac est aussi chargé d'élaborer sans cesse des drogues comme la créosote, le gaïacol, toute la série des balsamiques, des expectorants, des antisudoraux, des antépyrétiques, des antiseptiques, etc. Le malheureux perd en même temps l'appétit et les forces.

Après des mois, des années peut-être d'un traitement ruineux, écœurant et inutile, le poitrinaire est vaincu ; il ne quittera plus guère sa maison et bientôt sa chambre à coucher, où il attendra la mort lente, très lente à venir, mais désormais inexorable. Par moments, il prend plus de drogues que de nourriture, ne pouvant plus guère avaler que des pilules et des cuillerées de potion. D'autres fois, dans son amère désespérance, il refuse tous les remèdes et cherche à recouvrer un peu de force au moyen d'une nourriture qu'il digère mal ou de quelque vin médicamenteux qui achève de lui briser l'estomac. Son médecin et son entourage s'ingénient chaque jour pour lui procurer quelque consolante illusion à laquelle chaque lendemain fait succéder une nouvelle déception. Il devient bientôt impossible de lui procurer même un soulagement sérieux dans ses souffrances physiques et morales. Cependant le teint pâlit et indique une grande faiblesse, le corps s'amaigrit et inspire une profonde compassion, les yeux s'excavent et deviennent langoureux. Le malade conserve ses facultés intellectuelles ; mais l'ennui de la solitude lui devient insupportable et, tantôt avec une affectueuse instance, tantôt avec une maladive colère, il réclame qu'on veuille bien lui tenir assiduement compagnie. Qu'y a-t-il du reste à craindre avec un pareil malade en quelque sorte diaphane ? On est depuis longtemps habitué à le voir cracher sans cesse et l'on ne prend plus garde à sa puante haleine. Hélas ! trompeuse apparence, on ne peut apercevoir l'affreux travail de désorganisation, qui s'est opéré dans sa cage thoracique ; on ne peut se figurer, quand on n'est pas médecin, quel amas de purulence empestée est accumulé dans les vastes cavernes qui ont creusé ses poumons. Et l'on s'approche du malade sans crainte, et l'on mange près de lui, et l'on dort à ses côtés, et l'on respire l'atmosphère qu'il a rendue mortelle ! On ne prend aucune précaution contre les dangers incessants de cette vie en commun et, quand il meurt, on fait assez rarement et le plus souvent trop tard la désinfection de l'appartement que le malade a occupé. Depuis longtemps, parmi les personnes qui ont vécu avec le défunt, il y a des victimes nouvelles vouées par contagion à la tuberculose.

III. — TRAITEMENT ANTISEPTIQUE

Cette nouvelle méthode de traitement que je vais exposer est exactement la même que celle dont j'ai rendu compte, au mois de septembre 1885, dans mes *Essais d'antisepsie médicale*. La seule différence, c'est que je me sers aujourd'hui des fumigations au lieu de recourir comme en 1885 aux vaporisations. C'est dans l'un et l'autre cas le même genre de médication par l'aérothérapie médicamenteuse et, selon toute logique, les mêmes vertus prophylactiques peuvent être attribuées aux vaporisations et aux fumigations.

Durant tout le cours de la maladie, on n'administrera par la voie digestive aucune drogue destinée à guérir les lésions des organes respiratoires. On prescrira un bon régime avec les divers reconstituants dont l'état général de santé fournira l'indication. Le malade devra se conformer très rigoureusement aux prescriptions hygiéniques, dont le savant rapport du professeur Grancher contient un si remarquable exposé. Entré dans sa chambre le soir pour y passer la nuit, il y fera une fumigation ou vaporisation proportionnelle à la capacité de l'appartement et s'endormira ainsi dans une atmosphère médicamenteuse, dont il éprouvera inconsciemment l'influence pendant toute la durée de son sommeil. Le séjour de la chambre à coucher, qui était le principal obstacle à sa guérison, en imprimant une auto-infection périodique et de longue durée, servira désormais de très puissante médication, en opérant une longue et périodique désinfection. S'il a des compagnons de repos, le remède diffusé aura pour effet complexe de panser les lésions de ses propres poumons, en désinfectant ces organes jusque dans leur profonde intimité, et de provoquer, dans l'intérêt de tous, une influence continuellement désinfectante sur l'air respirable, que la présence du malade tendrait sans cesse à contaminer. Point n'est besoin, tant que le malade peut quitter sa chambre pendant la journée, de changer très souvent la médication. Autant en effet l'absorption est rapide par la respiration, autant l'élimination est prompte et chaque jour le malade se débarrassera du remède absorbé pendant la nuit. On ouvrira pendant le jour les fenêtres de la chambre à coucher et l'on fera bien, si la chose est possible, de pratiquer de très fréquentes sinon journalières désinfections à doses mixtes. Il serait dans ce but très désirable que la chambre du poitrinaire fût disposée et meublée de manière à être désinfectée facilement et sans dommages.

Mais arrive le moment, où le malade affaibli ne peut plus quitter sa chambre, soit que le traitement du début n'ait pas réussi, soit que ce traitement ait été négligé ou qu'une maladie intercurrente soit survenue. L'aérothéraphie antiseptique devient alors continue comme le séjour du malade dans sa chambre : elle demande ainsi une plus grande surveillance et elle est plus difficile à conduire. On ne pourra, aussi longtemps que dans le cas précédent, employer le même agent médicamenteux dont l'action physiologique sur l'organisme deviendrait excessive. Il ne s'agit pas en effet d'une maladie aiguë des voies respiratoires comme la pneumonie, où l'exsudat inflammatoire se forme, se liquéfie et peut s'éliminer en quelques jours, ne donnant pas, dans la plupart des cas, à l'intolérance médicamenteuse le temps de se produire. Dans la phtisie au contraire, le médecin doit conduire sa médication de manière à soutenir sans trêve contre la maladie une lutte, qui dure le plus souvent des mois et des années.

Si l'on adopte au commencement, je suppose, le goudron, l'eucalyptus, la créosote, l'essence de térébenthine (je ne conseille pas d'employer en fumigations cette dernière substance qui fournit en brûlant une fumée atrocement sale), si l'on adopte, dis-je, un balsamique quelconque, il surviendra un moment où le dessèchement des bronches sera exagéré. J'ai vu une malade parvenue à la période des cavernes et, d'abord soulagée par des vaporisations d'essence de térébenthine, en arriver à une dyspnée extrêmement pénible. Toute la poitrine lui faisait mal, elle avait une toux sèche et douloureuse et ne pouvait plus expectorer le moindre crachat. En l'auscultant, je percevais un bruit étrange que je n'ai entendu chez aucun autre malade Il semblait que l'air, en pénétrant dans de vastes cellules, avait de la peine et mettait un certain temps à en écarter l'une de l'autre les deux parois opposées, lesquelles étaient comme poissées et agglutinées ensemble. Jamais, en se servant des voies digestives, on ne réussira, j'en ai la conviction, à produire une action physiologique aussi puissante.

Devais-je dans ces conditions continuer la médication térébenthinée, pour achever la destruction des microbes, et poursuivre mon œuvre sans tenir compte des plaintes de la pauvre femme. Evidemment non. J'abandonnai donc l'essence de térébenthine et recourus à un autre antiseptique n'ayant pas la même action physiologique : la jeune femme fut sans retard soulagée.

On ne peut donc sans danger, avec l'aérothérapie médicamenteuse pas plus qu'avec une autre méthode, se passer du médecin et, comme toujours, tant vaudra ce dernier, tant vaudra la méthode.

Pendant la période récente, durant laquelle je ne me suis guère servi que des fumigations, j'ai habituellement commencé ma thérapeutique par la mixture suivante.

Mixture.	Créosote de hêtre. . .	20 grammes.
	Teinture d'eucalyptus.	50 »
	Alcool.	150 »

En fumigations dosées par cuillerées à soupe.

Quand cette médication aura produit un effet suffisant et qu'elle menacera de devenir excessive, ce qui tarde plus ou moins à se produire, suivant que le malade garde ou ne garde pas la chambre, je m'empresserai d'en cesser l'usage ou du moins j'alternerai son emploi avec celui d'autres substances médicamenteuses, ayant une action physiologique différente. C'est ici question de tact médical et de continuelle surveillance. Voici par exemple une autre mixture très convenable pour succéder à la première.

Mixture.	Acide lactique	20 grammes
	Acide benzoïque . . .	30 »
	Alcoolat de mélisse . .	50 »
	Alcool	100 »

En fumigations dosées par cuillerées à soupe.

L'action antiseptique désinfectante, commencée par la première mixture qui contient de la créosote et de l'eucalyptus, sera sans interruption continuée par l'acide lactique et l'acide benzoïque de la seconde mixture. Mais l'influence desséchante du premier remède sera remplacée par l'action liquéfiante et la facilité d'expectoration, que procurent les acides et l'alcoolat de mélisse de la seconde mixture. On pourra ainsi varier la médication, suivant les diverses indications fournies par l'état du malade, sans interrompre jamais ce que j'ai appelé la désinfection à doses cliniques de la chambre à coucher.

Remarque très importante, le médecin ne perdra pas de vue la vertu prophylactique des fumigations ou vaporisations antiseptiques et il en devra ordonner la continuation, alors même que tout espoir de sauver le malade aura disparu. Même après le décès du phtisique, des désinfections à doses cliniques et à doses mixtes s'imposeront dans la chambre qu'il a habitée pendant un temps que je ne saurais déterminer. Cette précaution aura pour but de préserver de la contagion les personnes qui coutinueront à habiter cette chambre. On ne saurait rigoureusement en être dispensé que par une désinfection très complète et très sûre à doses chimiques.

Enfin cette méthode de traitement ne serait-elle pas, au point de vue curatif, susceptible de fournir des résultats meilleurs que les diverses autres méthodes, qu'il importerait cependant de la mettre à l'épreuve dans le but de s'opposer à la contagion de la phtisie, en considération des résultats prophylactiques très remarquables, qu'elle a donnés dans le traitement de la diphtérie.

IV. — OBSERVATIONS

Je présenterai mes observations en deux groupes. Le premier concernera les malades que j'ai autrefois traités par les vaporations. Le second groupe concernera ceux pour qui j'ai récemment eu recours aux fumigations :

1° Malades traités par les vaporisations. — Je n'ai ici qu'à reproduire ce que j'avais publié en 1885 dans mes *Essais d'antisepsie médicale.*

« J'ai commencé le traitement de mes phtisiques à la date du « 21 janvier 1885 et je m'arrêterai pour aujourd'hui aux résultats « constatés avant le 20 mai, ce qui fait une période de quatre « mois seulement. Or jusqu'au 21 mon traitement paraissait « agir avec une surprenante efficacité. Tous mes malades étaient « soulagés ; la fièvre hectique avec tous ses accessoires de sueurs « nocturnes, d'anorexie, de diarrhée, d'amaigrissement parais- « sait les abandonner ; tous prenaient de la gaieté et de l'embon- « point et les lésions pulmonaires elles-mêmes diminuaient de « gravité et surtout d'étendue.

« J'avais entrepris en particulier une jeune femme phtisique « depuis quatre années environ, ayant eu durant cette période « de temps à supporter une fausse-couche et deux accouche- « ments, parvenue après la naissance de son dernier enfant à « l'état de la fièvre hectique et menaçant d'entrer bientôt en « agonie. Eh bien ! à la date du 12 avril, cette malade ne toussait « plus guère, que lorsque le jour elle entreprenait dans son ména- « ge quelque travail fatigant, ou que la nuit elle se découvrait « pour donner des soins à sa dernière petite fille. Ses crachats « étaient devenus presque uniquement muqueux et très peu « abondants de purulents et copieux qu'ils étaient auparavant : « elle se levait vers sept ou huit heures du matin et se couchait « vers neuf ou dix heures du soir ; elle vaquait toute seule à ses « occupations de ménage, repassait son linge pendant des après-

« midi tout entières et avait pris meilleure apparence de santé « que depuis très longtemps. Les lésions pulmonaires elles-« mêmes, très graves et très étendues dans le principe, se limi-« taient de manière à encourager vraiment quelque espérance.

« Mais, vers cette même date du 12 avril, commença une période « de temps froid et très pluvieux, durant laquelle tous mes mala-« des durent garder la chambre et retombèrent dans un état « grave avec une promptitude et un ensemble remarquables. « Les lésions pulmonaires reprenaient leur étendue et leur gra-« vité avec leurs conséquences nécessaires de toux fatigante et « de crachats abondants ; les forces un instant reconquises dis-« paraissaient de nouveau avec une grande rapidité. Toutefois « la fièvre hectique ne reprenait pas en général son intensité « d'autrefois et les sueurs nocturnes demeuraient modérées.

« Aujourd'hui encore, la jeune femme dont je viens de parler « garde le lit presque constamment, elle dépérit de plus en plus « et tout annonce qu'elle va bientôt mourir ; mais la fièvre est « moins intense et les sueurs nocturnes sont modérées. Une autre « de mes malades se montrait souvent indocile, ne pouvant « admettre comme rationnel et efficace ce mode de traitement, « qu'elle n'avait pas vu encore employer, et je constatais avec « intérêt que chez elle la fièvre hectique cessait ou reprenait « suivant qu'elle reprenait ou cessait les vaporisations médica-« menteuses continues.

« Au point de vue prophylactique volontiers j'assimilerai les « résultats que je présume ce mode de traitement susceptible de « fournir contre la phtisie, à ceux que j'ai obtenus par le même « genre de médication, dans les cours d'une épidémie, de « diphtérie.

« Déjà même je puis appuyer ce jugement sur un commen-« cement de démonstration. Le mari de cette jeune femme, dont « j'ai précédemment et à grands traits relaté l'observation, pré-« sentait lui-même des symptômes très alarmants au moment « où j'ai commencé le traitement de sa femme par les vaporisa-« tions. Or cet homme qui est très chétif n'a pas tardé à recou-« vrer son état de santé habituel : il n'est plus chaque matin « comme auparavant incommodé par la toux, l'oppression et le « besoin de cracher. Atteint récemment d'une légère bronchite, « il a bien reconnu lui-même la différence qui existait entre cet

« accident de nature passagère et le travail de dépérissement « continu et progressif dont il se sentait auparavant devenir la « victime. Concurremment la santé de ses deux petites filles « s'est améliorée, elles ont perdu en partie leur aspect stru- « meux et j'ai vu chez l'aînée une conjonctivite tour à tour dis- « paraître ou récidiver plusieurs fois avec la reprise ou l'abandon « des vaporisations médicamenteuses. . . . .

« Tel est le résumé de toutes mes observations, sauf pour les « cas de phtisie les moins graves, concernant un trop petit nom- « bre de malades et datant d'une époque trop récente, sauf aussi « pour les bronchites chroniques avec emphysème dans les- « quelles jusqu'à ce jour la guérison définitive n'a pas eu lieu, « mais l'amélioriation s'est généralement maintenue. En somme, « si je n'ai pas guéri mes malades, je les ai presque tous et con- « sidérablement soulagés. Je voyais encore ces jours derniers « une jeune fille de seize ans, à qui une dame compatissante, con- « naissant en partie ma méthode de traitement pour les poitri- « naires, avait conseillé de faire des vaporisations d'essence de « térébenthine. La pauvre enfant était bien phtisique : ses « deux poumons étaient envahis dans leur totalité et l'ausculta- « tion la plus rapide du sommet droit en avant et en arrière « permettait de constater un souffle amphorique très intense. « Malgré cet état misérable, la malade se félicitait des vaporisa- « tions, qui avaient calmé sa toux, diminué ses crachats et sou- « lagé sa douloureuse faiblesse. Elle venait toutefois de suspen- « dre cette médication trop exclusive qui avait fini par provoquer « une excessive sécheresse des bronches. Naturellement je lui « conseillai de reprendre les vaporisations, mais en variant les « substances médicamenteuses. »...

. . . .

« Observations. — J..., âgé de soixante-six ans, cultivateur, « est atteint depuis longtemps d'une bronchite chronique. Ce « vieillard est en outre épuisé par le travail, les privations et « les épreuves de toutes sortes.

« Sur cet état chronique, datant de nombreuses années, s'était « greffée une bronchite aiguë ou bien une fluxion de poitrine « (on sait combien la pneumonie est parfois insidieuse chez le « vieillard) et, au commencement de juillet 1885, le malade était « progressivement tombé dans un état très grave qui m'avait

« fait porter le diagnostic de phtisie caséeuse et pronostiquer
« une fin prochaine. Outre la fièvre, l'anorexie et la disparition
« rapide des forces je trouvais en effet à l'examen thoracique
« une matité presque complète de tout le côté droit en avant et
« en arrière. La respiration, dans toute l'étendue du poumon de
« ce même côté, était complètement voilée par des râles muqueux
« abondants mais peu intenses, ce dernier caractère tenant évi-
» demment à l'âge et à la faiblesse du malade. Le poumon gau-
« che donnait à la percussion une sonorité presque normale et
« à l'auscultation on y percevait facilement le bruit respiratoire
« mêlé à d'abondants râles de différents caractères. Le vieillard,
« qui d'habitude crachait beaucoup, comme ont coutume et be-
« soin de le faire tous les malades atteints de vieux catarrhe
« pulmonaire, avait presque cessé d'expectorer et à chaque ins-
« tant sa respiration embarrassée inspirait des craintes sérieuses,
« Il ne pouvait dormir pendant la nuit, s'affaiblissait de plus en
« plus et l'on pouvait prévoir que cet encombrement allait sous
« peu de jours devenir incompatible avec l'existence.

« En vain j'avais essayé les frictions et la moutarde pour
« réveiller les fonctions de la peau ; en vain j'avais fait appli-
« quer deux vésicatoires. Le malade n'en avait été que momen-
« tanément et à peine soulagé. Quant à la médication interne,
« elle était devenue presque impossible, par suite d'une stomatite
« occasionnée suivant moi par le passage continuel dans la
« bouche de crachats purulents. La muqueuse de la cavité
« buccale était tellement enflammée qu'elle semblait dépourvue
« partout de son épithélium. Aucune médication locale n'avait
« réussi et ne pouvait à mon avis réussir contre cette stoma-
« tique : pour guérir la bouche, il fallait évidemment modifier
« les crachats avant leur arrivée dans la cavité buccale et le
« système digestif ne pouvait plus servir de voie d'introduction
« pour les médicaments. Du reste mes prescriptions étaient
« souvent oubliées ou mal comprises par l'entourage du malade.

« Le dimanche 5 juillet 1885, je résolus d'essayer les vapori-
« sations de goudron, pratiquées au moyen de veilleuses brû-
« lant sur de l'huile et surmontées d'un second vase contenant
« le mélange d'eau et de goudron. Le malade fut d'abord légè-
« rement soulagé : mais le peu de soin, apporté à l'entretien de
« la propreté dans ce petit appareil, ne tarda pas à développer

« dans la chaumière une puanteur intense d'huile carbonisée « qui dominait le parfum du goudron. Il devint impossible de « continuer ainsi la médication.

« Le mardi 8 juillet, j'apportai un fourneau à essence de pétrole « et je prescrivis d'employer tour à tour pour les vaporisations « le goudron, la glycérine phéniquée, l'hysope, l'herbe Saint- « Jean, la molène, la mauve.

« Le malade ne tarda pas à reposer plus tranquille et dès les « premières nuits sa famille remarqua qu'il dormait plus paisi- « blement et que sa respiration n'était presque plus embarras- « sée. Il passa ainsi le reste de la semaine dans un état de « soulagement très notable, sans que je fusse toutefois autorisé « à modifier le pronostic sévère que j'avais porté. Le vieillard « ne pouvait prendre en effet aucune nourriture ni médicament « interne : la potion alcoolique même très étendue lui brûlait la « bouche. Cependant l'état morbide se modifiait chaque jour : « le malade commençait à expectorer avec facilité et la respira- « tion devenait meilleure. La stomatite s'amendait en même « temps et devenait moins douloureuse, sans qu'aucun remède « lui fût spécialement destiné.

« A partir du 12 juillet, l'amélioration devient très marquée et « chaque jour elle s'accentue davantage sans incident notable, « si bien qu'à la fin du mois on peut dire que la crise aiguë est « passée. Le vieillard mange avec appétit, dort la nuit d'un pai- « sible sommeil, se lève chaque jour pendant six heures environ, « tousse relativement très peu et tous les matins comme autre- « fois débarrasse ses poumons par une assez abondante expecto- « ration. La percussion ne donne plus de matité très marquée « au niveau du poumon droit et le bruit respiratoire toujours « faible, emphysémateux, n'y est plus voilé par des râles mu- « queux. Il ne reste plus au malade de la crise qu'il vient de « subir qu'une grande faiblesse. Il prend avec plaisir une « potion à l'alcool et au quinquina.

« Les personnes qui soignent ce vieillard avaient acquis bien- « tôt l'expérience nécessaire pour les vaporisations. Elles « avaient employé tour à tour les veilleuses et le fourneau à « essence de pétrole et avaient appris à se servir convenable- « ment des deux appareils. Du reste ces vaporisations n'avaient « pas été continuées : on les avait faites principalement le soir

« pendant plusieurs heures et le malade lui-même s'était chargé « au besoin de les réclamer.

« En somme, mon malade n'est pas guéri et je n'ai pas la « prétention de le guérir ; mais il a été soulagé dans une situa- « tion, où nul autre traitement que je sache n'eût été efficace ni « même praticable et il a été sauvé d'une mort imminente. Il « continue toujours, à doses moindres sans doute et suivant le « besoin qu'il en ressent lui même, l'emploi des vaporisations de « substances médicamenteuses. »

2° *Malades traités par les fumigations.* — Ce sont ceux que j'ai soignés récemment au moyen des deux mixtures ci-dessus formulées.

1re Observation. — Cette observation est collective : elle concerne quatre malades à l'occasion desquels j'ai seulement quelques mots à dire. Tous ont trouvé les fumigations très faciles à faire et nullement désagréables à sentir. Tous ont éprouvé de la médication une très appréciable amélioration, au double point de vue des lésions pulmonaires et de l'état général.

Parmi ces malades, je compte deux jeunes filles, atteintes de tuberculose pulmonaire au début, qui n'ont pas assez longtemps continué le traitement pour être guéries.

Je compte un vieillard de 71 ans, meunier et atteint de phtisie caséeuse au troisième degré. Fatigué des médications qui ne lui avaient procuré aucun soulagement, il avait renoncé à se soigner, lorsque je lui proposai les fumigations créosotées qu'il accepta. Huit jours après, il me remercia de lui avoir indiqué un remède si facile à faire et si bienfaisant. Je dois ajouter pour être vrai que, par crainte des frais pourtant très minimes, il ne tarda pas à refuser même les fumigations, se résignant aux graves conséquences de sa maladie.

Mon quatrième malade est un homme de 40 ans environ, atteint depuis plusieurs années de bronchite chronique à marche très lente. Cet homme, comme il avait l'habitude de le faire de temps en temps, venait de s'administrer spontanément des capsules de créosote et il éprouvait de la sécheresse des bronches. Je lui conseillai des fumigations avec la mixture contenant l'acide lactique, l'acide benzoïque et l'alcoolat de mélisse. Il fut immédiatement soulagé et me dit plus tard que ces fumigations, continuées pendant quelque temps, avaient eu sur sa santé une très bienfaisante influence.

2e Observation. — Il s'agit d'une femme de 68 ans environ, parvenue au dernier degré d'hecticité tuberculeuse. Je la soignais depuis longtemps lorsque, ennuyée de ne pas éprouver d'amélioration, elle consulta un confrère des environs qui lui prescrivit des pilules de créosote. Le 7 juin 1899, elle me rappelle pour la soigner et je la trouve couchée, ne pouvant plus se nourrir, consumée par la fièvre et épuisée par d'abondantes sueurs nocturnes. Les forces sont encore diminuées de ce qu'elles étaient auparavant et les lésions pulmonaires sensiblement augmentées. Elle se plaint amèrement de la médication créosotée. Je la lui maintiens cependant, mais sous forme de fumigations, à la dose d'une cuillerée à soupe chaque soir dans sa chambre à coucher et j'ajoute comme tonique du glycéro-phosphate de soude.

15 juin. — La malade a éprouvé par suite des fumigations avec la mixture créosotée la même sensation agréable et le même soulagement que les sujets de la précédente observation. Son état général très amélioré lui a permis de quitter le lit et les lésions pulmonaires paraissent à l'examen thoracique avoir une moindre étendue. On alternera l'emploi des deux mixtures ci-dessus formulées en se servant de chacune pendant quatre nuits consécutives. Comme tonique général je remplace le glycéro-phosphate de soude par du quinium.

Je revois la malade le 15, le 21, le 23 juin. Chaque fois l'amélioration s'accentue. Il n'est plus question de fièvre ni de sueurs nocturnes. L'alimentation se fait d'une façon presque satisfaisante. A la fin du mois le malade peut se rendre à pied à l'église de sa paroisse, située à environ un kilomètre de sa demeure. Je doute beaucoup cependant que l'on puisse dans ce cas obtenir autre chose qu'une amélioration éphémère.

Pendant les mois de juillet, d'août et commencement de septembre, l'amélioration paraît se maintenir. Les lésions pulmonaires s'amoindrissent plutôt qu'elles ne s'aggravent. La malade ne tousse presque pas, crache peu et respire à son aise. Elle n'a ni fièvre ni sueurs nocturnes et se plaint uniquement du retour trop lent de ses forces. Symptôme alarmant et significatif : malgré cette apparente amélioration, le corps continue de s'amaigrir.

Vers la fin de septembre, malgré les divers toniques et apéritifs que j'ai prescrits, l'état général devient de nouveau mauvais. L'appétit ne se soutient pas, l'amaigrissement déjà effrayant s'accentue de jour en jour et l'on se confirme dans l'idée que désormais la mort est inévitable. Mais la malade ne souffre que de son extrême faiblesse. Elle ressent toutefois dans la bouche une continuelle chaleur qui lui est très pénible et contre laquelle divers remèdes sont inefficaces.

26 octobre. — Elle est presque réduite à l'état de squelette. Il est toutefois à remarquer que ni la fièvre ni les sueurs nocturnes n'ont reparu. Elle paraît devoir s'éteindre sans souffrir de la toux et il semble que les fumigations lui procurent encore quelque soulagement. Mon impression est que je vois la pauvre femme pour la dernière fois.

20 novembre. — La malade a pris de l'émulsion Scott et des boulettes de viande crue. Elle a recommencée à s'alimenter et se trouve mieux. Ses yeux en particulier ont repris un éclat qu'ils avaient complètement perdu à ma dernière visite.

En l'auscultant, je ne trouve plus, dans la partie postéro-supérieure de son poumon droit, les signes stéthoscopiques d'une vaste caverne qui étaient autrefois manifestes et la respiration se fait bien dans toute l'étendue du poumon gauche, excepté au sommet où existent quelques râles muqueux.

22 novembre. — Par suite d'un trouble digestif, la malade a perdu l'apparence d'amélioration que j'avais constaté à ma dernière visite.

27 novembre. — La pauvre femme réduite à l'état de momie immobile sent bien qu'elle va mourir. Sa bouche est envahie par le muguet et ses membres inférieurs sont enflés. Elle n'avale presque rien depuis deux jours et se plaint de céphalalgie. Je prescris des vaporisations de café qui, malgré cet état d'ultime anéantissement, ont encore la puissance de soulager et de ranimer quelque peu la malade. Elle s'intéresse aux personnes et aux choses autour d'elle et se met à causer.

28 novembre. — La mort survient vers quatre heures de l'après-midi. Elle a été occasionnée plutôt par la déchéance généralisée de l'organisme que par les lésions de l'appareil pulmonaire, lesquelles ont sensiblement diminué de gravité et d'étendue depuis l'emploi de l'aérothérapie médicamenteuse antiseptique.

3e Observation. — Gaston X..., enfant de six ans, habite d'ordinaire la ville de Nantes et vient assez fréquemment faire des séjours de durée variable chez son grand-père au village de X... A l'âge de trois ans, il a eu une fièvre typhoïde et depuis cette époque sa santé est restée mauvaise. Aux mois de mars et avril 1897, je l'ai soigné pour deux fluxions de poitrine qui se succédèrent immédiatement l'une à l'autre et lui firent courir un grand danger. Depuis lors un état plus ou moins intense d'hépatisation s'est toujours maintenu dans le poumon gauche et plusieurs fois j'ai eu l'occasion de soigner ce petit garçon. J'obtenais une amélioration momentanée que j'attribuais au séjour à la campagne autant qu'à l'administration des médicaments. Puis les parents réclamaient leur enfant à Nantes où le plus souvent il ne tardait pas à devenir plus malade. En somme la mal s'aggravait progressivement.

Au mois d'août 1899, pendant mon absence, l'enfant est repris de bronchite aiguë greffée sur cet état chronique. On fait venir un médecin des environs qui fait appliquer un vésicatoire et prescrit de continuer des remèdes ordonnés à Nantes sans pouvoir évidemment se rendre exactement compte des drogues qui composaient cette médication. Il n'exprime aucun espoir de sauver l'enfant et ne revient pas le voir. J'ai tout lieu dans ces conditions de croire qu'il avait porté un pronostic complètement désespéré. Quant au médecin de la famille à Nantes, il avait déclaré, me dit-on, que « l'enfant était plein de microbes. »

28 août 1899. — Revenu à mon poste médical, je trouve le petit garçon dans un état effrayant de gravité et de souffrance. Sa température dépasse 39°. Réduit à une grande maigreur, il ne veut plus accepter aucun aliment. Il ne peut ni respirer ni surtout tousser sans éprouver une vive douleur et souffre cruellement dans toute l'étendue du ventre, se plaignant tantôt d'un côté, tantôt d'un autre et ne supportant pas, me dit-on, qu'on le touche en aucun endroit. Il a des selles fréquentes et infectes. Ses deux poumons sont pleins de gros râles, le poumon gauche surtout qui constitue une véritable bouillonnière dans laquelle il est impossible de reconnaître à l'oreille quelles sont les régions les plus gravement compromises. Le pouls est misérable. Cependant la sonorité persiste dans la plus grande partie de l'appareil pulmonaire et cette remarque jette une éclaircie dans le noir très sombre de mon pronostic. Quant aux remèdes prescrits à Nantes au mois d'avril dernier, l'enfant n'a pas cessé de les prendre depuis cette époque et la famille, qui a beaucoup de confiance dans le confrère nantais, tient à les continuer ne pouvant pas facilement comprendre que la meilleure médication ne doit pas le plus souvent être indéfiniment continuée sans modification. Je recommande tout au moins de suspendre des lavements créosotés que l'enfant prend tous les jours. On fera des fumigations avec la mixture lactique et benzoïque.

31 août. — L'enfant est infiniment mieux. Sa température est descendue à un chiffre presque normal. Il ne souffre plus ni dans le ventre ni dans la poitrine. Les bronches sont encore très encombrées de râles ; mais la respiration se fait aisément et sans douleur. Je ne m'explique pas moi-même la soudaineté de l'amélioration. On me dit en effet que le soir même du 31 août, aussitôt la première cuillerée de mixture brûlée, le petit garçon s'est endormi d'un paisible sommeil et qu'à partir de ce moment il a peu souffert. Il a recommencé à prendre quelques aliments.

4 septembre. — L'état continue à s'améliorer : le petit malade se nourrit bien.

11 septembre. — Le poumon droit est débarrassé de tous râles et le poumon gauche lui-même n'en présente qu'une minime quantité. Seul le sommet de ce dernier en avant comme en arrière offre de la matité avec des râles muqueux et un défaut presque complet de bruit respiratoire. Comme drogues, l'enfant n'avalera plus que du glycéro-phosphate de chaux. Pour les fumigations qui ne se font pas, durant la journée, par cette raison que le petit garçon profite de la belle saison pour circuler en plein air, on emploiera alternativement, en changeant toutes les trois nuits, tantôt la mixture créosotée, tantôt la mixture lacto-benzoïquée. Le petit garçon a encore la figure pâle et défaite.

18 septembre. — Gaston commence à prendre l'apparence de la bonne santé. La matité du sommet gauche a fait place à de la submatité et l'on y perçoit le murmure vésiculaire encore bien faible et mêlé à des râles.

25 septembre. — L'état général est vraiment bon, si bien qu'en arrivant j'hésite à reconnaître mon petit malade, le prenant pour son jeune frère qui lui ressemble mais est en parfaite santé. La matité a presque complètement disparu au sommet gauche, quoique la respiration ne s'y fasse pas encore d'une façon parfaite. L'enfant ne garde que rarement la maison pendant le jour et met une certaine ardeur dans ses jeux avec les petits garçons de son âge. On remarque toutefois qu'il ne peut encore suivre son jeune frère : la respiration lui manque plus vite. En somme mon petit client est aujourd'hui mieux portant que je ne l'ai peut-être jamais constaté depuis deux années que j'ai occasion de le suivre.

4 décembre. — Une dernière fois je reçois d'excellentes nouvelles de Gaston... Il fréquente cet hiver l'école, tandis que l'année dernière il avait été complètement empêché de le faire par sa mauvaise santé.

V. — PROPHYLAXIE

On n'a encore eu l'occasion d'apprécier que dans la diphtérie les résultats prophylactiques de l'aérothérapie médicamenteuse antiseptique.

J'ai pu en me servant de cette méthode thérapeutique, pendant quatre années consécutives d'épidémie diphtérique, conserver toujours avec mes petits malades leurs frères et sœurs dans des chaumières de campagne le plus souvent malpropres et sans cesse fréquentées par des volailles en liberté, sans avoir jamais eu à déplorer un seul décès dû à la contagion. Jamais, dans une seule maison, je n'ai perdu plus d'un enfant et jamais un autre que le premier atteint. Jamais aucun de mes diphtériques n'a provoqué, par sa présence dans son quartier, un nouveau foyer d'épidémie. Cependant autour de moi, dans le même pays et dans le même temps, les victimes de la contagion n'étaient pas rares et j'apprenais entre autres la mort, à quelques jours et à quelques kilomètres de distance, de quatre enfants appartenant à la même famille : on avait suivant la doctrine classique pratiqué l'isolement.

Les docteurs Renou, Barthélemy, Bonamy et Jeffrier ont eux-mêmes signalé l'efficacité non démentie de la même méthode sous le rapport prophylactique contre la diphtérie. Avant nous, le professeur Bouchut n'avait-il pas pratiqué des vaporisations de goudron dans ses salles d'enfants et constaté que la contagion avait de ce fait diminué d'une façon remarquable.

Ce fait est grave pour les conséquences que l'on peut en tirer et je crois avoir été le premier à en conclure que l'isolement des dyphtériques ne peut plus être scientifiquement admissible. J'entends l'isolement pur et simple, non accompagné de précautions antiseptiques. Eloigner d'un diphtérique et disséminer dans un pays ses frères et sœurs, après qu'ils ont subi avec le malade un contact dont il est ordinairement impossible de préciser la durée, sans lui faire subir un traitement préventif, sans opérer aucune désinfection dans le milieu nouveau où on les aura transférés, c'est prendre vis-à-vis d'eux une précaution insuffisante et s'exposer à multiplier dans un pays les foyers d'épidémie.

Ce fait est également considérable en ce qui concerne la phtisie, maladie à début insidieux et à durée ordinairement interminable, durant laquelle l'isolement est d'une possibilité tout-à-fait exceptionnelle. Et pourquoi les résultats de la méthode ne seraient-ils pas ici aussi satisfaisants que dans la diphtérie ? La virulence n'est-elle pas habituellement plus violente dans l'angine couenneuse et le croup que dans la phtisie ? La diphtérie ne se propage-t-elle pas plus facilement à de grandes distances ? N'exige-t-elle pas un contact moins prolongé, moins intime, moins familial ? En d'autres termes la contagion n'est-elle pas dans la diphtérie plus difficile à combattre que dans la tuberculose pulmonaire ?

Si l'on parvient à pratiquer une désinfection continue dans la chambre d'un tuberculeux, il me paraît évident qu'on lui fera ainsi beaucoup de bien à lui-même et que l'on diminuera les chances de contagion. Encore une fois ce qui est possible, facile même, ce que l'on a déjà fait pour la diphtérie avec grand succès, pourquoi ne pourrait-on pas le faire ou tout au moins le tenter dans le traitement de la phtisie ?

Le traitement que je viens d'exposer constitue par lui-même un obstacle à la contagion. On pourra, dans certains cas de contact plus ou moins familial et intime avec des tuberculeux, conseiller à des personnes bien portantes de pratiquer des fumigations préventives ; mais il ne faut pas que la crainte de la contagion dégénère en une continuelle et déprimante obsession.

Il n'en est plus ainsi quand il s'agit des collectivités. Si le problème est ici encore difficile, il s'impose cependant à la sollicitude du médecin hygiéniste et c'est dans les lieux d'agglomérations, écoles, casernes, ateliers, etc, qu'il importe surtout de s'opposer aux ravages des maladies contagieuses.

En l'année 1887, j'eus l'honneur d'adresser à M. l'Inspecteur d'Académie de mon département un rapport sur les mesures à prendre contre les maladies contagieuses des voies respiratoires. Ce rapport fut soumis à l'appréciation de la Société de médecine de Nantes qui constitua une commission pour l'examiner, laquelle commission donna son avis dans un nouveau rapport dont la copie me fut envoyée. D'autre part, le travail que j'avais adressé à M. l'Inspecteur d'Académie, fut publié par le *Journal des Sciences médicales de Lille*, en un article qui fut analysé dans le *Centralblatt für Kinderheilkunde* par le Dr Wilhem Loewenthal, de Lausanne. Cet incident provoqua ainsi une sorte de controverse qui me paraît intéressante à reproduire.

DE L'ANTISEPSIE MÉDICALE

APPLIQUÉE A L'HYGIÈNE DES ÉCOLES PRIMAIRES

Pour traiter brièvement ce sujet, je vais le présenter sous forme de trois simples propositions qui me paraissent pouvoir se passer de tout préambule.

1° La désinfection fréquente des écoles primaires ne présente pas de difficulté grave ni de sérieux inconvénient. — Les classes des écoles primaires sont désertes pendant la nuit et rien ne s'opposerait à ce que fréquemment on profitât de ce moment pour y brûler quelques cuillerées de soufre. Le matin, avant l'arrivée des enfants, on ouvrirait les fenêtres pendant une ou deux heures et il ne resterait ainsi aucune odeur gênante causée par la désinfection.

2° Importance de la désinfection antiseptique des écoles primaires en temps ordinaire. — Un grand nombre de maladies sont aujourd'hui attribuées par la science à des germes morbides généralement désignés sous le nom de microbes et considérés comme susceptibles de propager les affections dont ils semblent être les agents principaux, en se transférant d'un individu à l'autre par des voies diverses et encore mal déterminées. Cette notion, dont on tient le plus grand compte quand il s'agit du choléra, est souvent oubliée lorsque l'on a affaire à la diphtérie : elle est en pratique universellement méconnue en ce qui concerne la phtisie. Cependant la phtisie fait un plus grand nombre de victimes que le choléra, et la diphtérie elle-même est un fléau beaucoup moins dévastateur que la phtisie dont les ravages me paraissent de jour en jour augmenter. Or tous les médecins affirment aujourd'hui que la phtisie est contagieuse et que tel individu par exemple est devenu phtisique pour avoir habité une chambre dans laquelle vivait ou avait vécu un poitrinaire. D'autre part, si la phtisie pulmonaire est relativement rare dans le jeune âge et dès lors dans la clientèle des écoles primaires, on la constate cependant quelquefois chez les jeunes enfants et du reste la scrofule, qui aux yeux de quelques médecins constituerait en quelque sorte l'enfance de la phtisie, est une affection très commune parmi les enfants. D'où il suit que, pendant les heures de classe, il existe une promiscuité dangereuse entre des sujets sains et des sujets atteints de maladies contagieuses et que ces derniers peuvent, après leur départ, avoir laissé dans la classe des germes morbides capables d'infecter l'air même que l'on respirera dans ces établissements publics. Il serait donc opportun de ne pas tolérer dans les classes la présence d'enfants atteints manifestement de phtisie pulmonaire ou de scrofulides non cicatrisées et surtout, pour mitiger à cet égard les rigueurs d'une pénible sévérité, il me semble nécessaire de profiter fréquemment de la nuit pour purifier l'atmosphère des classes au moyen de puissants antiseptiques, le soufre par exemple, qui rend l'opération si efficace, si facile et si peu couteuse.

3° Urgence de la désinfection antiseptique des écoles primaires en temps d'épidémie. — La désinfection antiseptique des écoles primaires prend un caractère beaucoup plus marqué d'urgence, lorsque le pays est éprouvé par une épidémie, telle que la fièvre typhoïde, la variole, la scarlatine, la coqueluche, la rougeole et surtout la diphtérie. A cet égard l'épidémie, qui dure à Blain avec des intervalles de relâche depuis le mois de mars 1884, mériterait d'être l'objet d'une très sérieuse enquête : elle fournirait, je ne crains pas de l'affirmer, à une commission savante des renseignements très nombreux et de la plus haute valeur. Je ne veux pas faire ici l'histoire détaillée de l'épidémie de Blain, je ne le peux même pas ; car intéressé dans cette question je n'en saurais être un juge autorisé. Je me contenterai donc de formuler les propositions suivantes, qui sont évidentes par elles-mêmes et que l'histoire de l'épidémie de Blain mettrait selon moi en vive lumière.

A). — En temps d'épidémie diphtéritique, la désinfection fréquente des écoles s'impose, jusqu'à ce que le licenciement ait été effectué. Le 30 janvier 1887, ayant constaté la diphtérie chez un petit garçon, qui la veille encore fréquentait l'école des garçons de Blain, je me suis empressé d'en informer le maire de la commune en demandant que l'on profitât de la nuit suivante pour désinfecter au soufre les classes de l'école des garçons avant l'arrivée des élèves le lendemain matin lundi. Or, jusqu'à la date du 24 février, je n'ai pas connaissance qu'un autre garçon de cette école ait été atteint de diphtérie depuis le 30 janvier.

B). — Le licenciement d'une école non accompagné d'une désinfection énergique est une mesure complètement illusoire. Je crois pouvoir citer comme exemple l'école des filles de Blain, laquelle, à la fin de l'année 1886 et pendant une assez longue période, a fourni à la diphtérie absolument toutes les victimes qui en ont été atteintes. Cette école avait été licenciée les années précédentes. Avait-elle été énergiquement désinfectée ? J'en doute, quoique je ne puisse à cet égard rien affirmer de précis. Enfin à la suite d'une requête que j'adressai au médecin des épidémies de Saint-Nazaire, cette même école a été désinfectée au moment où la diphtérie sévissait avec le plus de violence, où la température humide et froide semblait très favorable à sa propagation, quelques jours seulement après la mort par diphtérie de l'un de mes confrères et l'épidémie a subi immédiatement une relâche très marquée.

Mais je vais plus loin et j'estime que, par le moyen des mesures prophylactiques suivantes, les écoles cesseraient de constituer des foyers de propagation diphtéritique pour devenir au contraire des foyers salutaires de préservation. Voici ce que je conseillerais en vue de ce résultat tant désirable.

A). — Les chauffe-pieds ne seraient en aucun temps tolérés dans les classes, que l'on maintiendrait chaudes par un système de chauffage vraiment hygiénique.

B). — Pendant les heures de classe, on ferait fonctionner au feu de la cheminée un vaporisateur, par exemple l'appareil si simple que j'utilise pour le traitement de la diphtérie ou bien, si la classe est chauffée par un poêle, un vase contenant de l'eau que la vapeur ferait vaporiser. Au moyen d'un appareil de ce genre, rien ne serait plus facile que de répandre dans l'atmosphère de la classe, à doses légères, des vapeurs de substances antiseptiques variées, que l'on aurait grand soin d'alterner fréquemment pour éviter toute intoxication, toute irritation et même toute gêne sérieuse : eucalyptus, goudron, essence de térébenthine, vinaigre, orange, citron, acide phénique, etc. etc, feraient les frais de ces vaporisations. Ce précepte est fondé sur un grand nombre de faits cliniques qui semblent démontrer que, dans les maisons particulières et même dans les hôpitaux infectés par la diphtérie, la contagion est efficacement combattue par les vaporisations antiseptiques employées comme traitement curatif des diphtériques.

C). — On pratiquerait fréquemment pendant la nuit des désinfections antiseptiques avec du soufre dans les classes de l'école et, en choisissant les heures les plus commodes, dans les différentes parties de l'établissement.

A l'appui de cette théorie, je puis citer le fait suivant. Le 16 décembre je constatai, à l'école des filles du Gâvre, une angine couenneuse chez une fillette pensionnaire de cet établissement et monsieur le maire de la commune, ayant eu connaissance de ce fait, s'empressait de venir au devant de moi pour requérir mes instructions et agiter la question du licenciement, de cette école. L'enfant fut immédiatement envoyée au domicile de ses parents et l'école ne fut pas licenciée, mais seulement désinfectée plusieurs fois avec du soufre. Quelques vaporisations antiseptiques légères furent en outre pratiquées pendant les heures de classe dans les deux écoles du Gâvre. Or aucun cas nouveau de diphtérie ne s'est déclaré au Gâvre depuis cette époque, quoique cette commune fût comprise entre celles de Blain et de Vay, lesquelles avaient été et étaient encore sévèrement éprouvées.

La société de Médecine de Nantes, sur l'avis de sa commission, n'admit pas les conclusions de mon rapport par cette raison que les fumigations ou vaporisations antiseptiques, préconisées par moi, n'étaient pas faites à doses suffisantes pour assurer la destruction des microbes. Il est vrai qu'à cette époque je n'avais pas fait connaître encore la classification que j'établis entre les diverses désinfections à doses chimiques, à doses cliniques et à doses mixtes, classification qui jette sur le problème une grande et vive lumière. En conséquence je ne crois pas utile de reproduire ici le travail de cette commission qui, traitant d'un sujet très étranger à la thèse que je soutiens, n'apporterait ici aucun élément de discussion.

CENTRALBLATT FÜR KINDERHEILKUNDE HERANSGEGEBEN VON DR. R. W. RAUDNITZ IN PRAG. 1887. 20 AUGUST. N° 13.

R. Couëtoux (Blain). De l'antisepsie médicale appliquée à l'hygiène des écoles primaires. *(Journal des Sciences médicales de Lille)*, n° 12 (1).

Ebenso beherzigenswerthe und in praxi leieht erfüblbare forderungen stellt C. in dem obenerwähnten Artikel. Er will, dass die primarschulen (warum nur diese ? Ref.) regelmässig allabendlieh desinfleirt werden, und zwar durch Verbrennen von Schwefel (welchem, der sicheren wirkung wegen, die Entwickelung von Wasserdämpfen in denselben Räumen vorangeschickt werden müsste Ref) : am anderen Morgen, vor Beginn der Schule, sollen dann die Schulzimmer ein oder zwei Stunden lang gelüftet werden. Das sei auch in normalen Zeiten wünschenswerth, damit etwa vorhandene, von den Kindern eingeschleppte Keime *(Diphterie, Keuchhusten, Scrophulose)* rechtzeitig vernichtet werden : bei Vorhandensein einer Epidemie dagegen müsse die Desinfection obligatorisch gemacht und sofort vorgenommen werden. In Blain, dem Wohnorte C'.s, herrscht die diphterie mit zeitweiligen Unterbrechungen seit Marz 1884 ; am 30. Januar 1887 constatirte C. die Diphterie bei

(1) TRADUCTION. — Le Dr C. formule des réclamations qui méritent d'être prises en considération et qui dans la pratique seraient facilement réalisables. Il veut que les écoles primaires (pourquoi celles-ci seulement) soient désinfectées tous les soirs d'une façon rationnelle en brûlant du soufre. (Préalablement il faudrait dans les mêmes chambres produire de la vapeur d'eau dont l'influence est absolument certaine). Le lendemain matin avant l'ouverture, les classes seront aérées une ou deux heures. Par ces procédés les germes ou microbes (diphtérie, coqueluche, scrofule) qui se sont développés et se sont déjà introduits chez les enfants sont détruits à temps. Mais pour s'opposer à la propagation d'une épidémie, il faudrait rendre la désinfection obligatoire et l'imposer dès le début.

A Blain, où habite le Dr C. la diphtérie règne depuis mars 1884 avec de courtes interruptions. Le 30 janvier 1887, le docteur constatait la maladie chez un garçon qui la veille encore avait fréquenté l'école

einem Knaben, welcher noch Tags vorher die dortige Primärschule besucht hatte, in derselben Nacht noch wurden alle schulzimmer geschwefelt, und seitdem ist keine weitere Erkrankung under den Zöglingen dieser Schule zur Kenntniss. C's. gelangt. Ein ahnlicher Fall ereignete sich in Gâvre, einem Orte zwischen Blain und Vay, die beide schwer von der diphterie heimgesucht waren und noch sind ; am 16. December 1886 bekam eine Schülerin in Gâvre diphterie, wurde sofort zu ihren Eltern heimgeschickt, dit schule aber wurde nicht geschlossen, sondern nur mehreremale geschwefelt und ausserdem wurden in den beiden Ortsschulen während der Unterrichtsstunden zerstaubungen von antiseptischen Lösungen (Eucalyptus, Theer, Terpentin, carbolsäure) vorgenommen, welchen zerstaubungen C. eine grosse Wirksamkeit bei bestehenden Epidemien zuschreibt Seitdem ist in dem ganzen Orte Gâvre überhaupt kein weiterer Fall vonDiptherie vorgekommen. Das einfache Schliessen einer schule obne nachlerige gründliche Desinfection des ganzeu Gebäudes erklart C. mit Recht für einen schweren Fehler ; die Mädchenschule in Blain, welche seit 1884 wiederholt geschlossen, aber wahrscheinlich gar nicht oder nicht genügend desinficirt worden war, lieferte gegen Ende 1886 ein paar Monate

---

communale. Dans la nuit même, toutes les chambres de l'école furent soufrées et depuis aucun nouveau cas ne s'est présenté au Dr C. chez les élèves de cette école.

Un cas semblable se produisit au Gâvre, commune située entre Blain et Vay localités fortement éprouvées à l'époque et maintenant encore par la diphtérie. Le 16 décembre 1886, une fillette de l'école du Gâvre était atteinte par la maladie. On la renvoya chez elle, mais l'école ne fut pas fermée. On se borna à la soufrer à plusieurs reprises et de plus on fit dans les deux écoles de l'endroit des vaporisations de substances antiseptiques (eucalyptus, goudron, térébenthine, acide phénique) et le docteur Couëtoux attribue à ces vaporisations une grande efficacité pour combattre l'épidémie existante. Depuis aucun nouveau cas de diphtérie n'a été constaté au Gâvre.

C'est avec raison que le docteur Couëtoux fait remarquer que la fermeture d'une école, si elle n'est pas suivie d'une complète désinfection, est une grosse faute. En effet, à Blain depuis 1884, l'école des filles fut fermée à plusieurs reprises, mais la désinfection ne fut pas faite ou tout au moins le fut d'une façon très insuffisante et à la fin de 1886, pendant deux mois, deux nouveaux cas de diphtérie furent constatés et

ıang sämmtliche Falle von Diphterie, welche während diese zeit überhaupt bei Madchen im schulpflichtigen Alter zur Beobachtung gelangten, und die Sachlage besserte sich in hohem Grade erst (und dies trotz Weiterbestehens der epidemie in der Stadt), als auf Andrängen C.'s eine gründliche Desinfection des Gebäudes endlich vorgenommen wurde.. C. vertritt auf Grund seiner klinischen Erfahrungen mit Eutschiedenheit Ansicht, dass die Schulen nicht nur authören werden, Verbreitungsherde für die diphterische, Ansteckung zu sein, sondern sogar zu « foyers salutaires de préservation » sich gestalten werden, wenn man die Classenzimmer mit einen hygienisch genügenden Heizsysteme versicht, sie regelmässig schwefelt und, bei Vorı handensein einer Epidemie, leichte Zerstäubungen der genannten antiseptischen tösungen während der Unterrichtsstunden anwende.

On pourrait s'étendre très longuement sur cette question des mesures prophylactiques à prendre dans les centres d'agglomération, particulièrement en ce qui concerne la tuberculose. Je veux seulement démontrer que de fréquentes désinfections, en temps ordinaire, s'imposent dans les chambrées de nos casernes. Je n'ai même pas besoin, pour faire ressortir, cette vérité de recourir à la théorie nouvelle que je viens d'exposer.

---

cela sur des fillettes qui, par leur âge, étaient à cette époque appelées à fréquenter l'école.

Cet état de choses s'améliora d'une façon très sensible, bien que l'épidémie régnât alors dans la ville, lorsque sur les instances du Dr C..., on eût fait une désinfection définitive et complète de tout le bâtiment.

Il ressort clairement des expériences cliniques téntées avec résolution par M. C... que les écoles continueront à être des foyers de propagation de l'infection diphtérique si l'on se borne à les fermer et qu'au contraire elles deviendront des foyers salutaires de préservation si l'on pourvoit les classes d'un mode de chauffage suffisant et hygiénique et si l'on emploie pendant les heures où les élèves ne sont pas en classe des fumigations pratiquées avec les antiseptiques ci-dessus nommés.

WILHEM LOEBVERTHAL, Lausanne.

N'est-il pas depuis longtemps admis sans conteste que toute chambre, où a vécu un phtisique, doit être désinfectée et n'a-t-on pas relaté des observations d'individus, qui se succédaient dans la même chambre et se passaient les uns aux autres, après leurs décès successifs, les germes de la tuberculose ? Or il est malheureusement trop certain qu'un certain nombre de jeunes gens, malgré la sélection dont ils sont l'objet au conseil de révision, sont déjà tuberculeux avant leur départ pour le régiment et que beaucoup d'autres le deviennent pendant leur temps de service. Combien de temps vivent-ils à la caserne en promiscuité continue avec leurs camarades, avant qu'on ait reconnu leur maladie et qu'ils soient réformés. Le médecin militaire, le plus zélé dans ses fonctions, ne pourrait pas répondre à cette question pour les hommes qui sont placés sous sa surveillance.

Lorsque dans une famille où l'on a pu prendre des soins minutieux de propreté antiseptique, où le malade lui-même a pu observer les prescriptions de l'hygiène, lorsque dans cette famille meurt un poitrinaire, on exige après le décès une rigoureuse désinfection. Et dans une chambrée où, depuis la construction de la caserne, se sont succédé un nombre variable mais sans cesse renouvelé de poitrinaires, la désinfection serait inutile ou superflue !

Nulle part, mieux que dans la caserne, les désinfections à différentes doses ne peuvent se faire avec facilité. Sans parler du formol qui n'est pas toxique et que l'on pourrait utiliser, rien n'est plus facile que de faire évacuer une caserne, tout au moins pendant la saison chaude, et les grandes manœuvres seraient en particulier une circonstance très favorable. Les dépenses ne seraient pas considérables ; puisque certains antiseptiques sont d'un prix très modique et que la main-d'œuvre serait fournie par les soldats eux-mêmes.

La chambrée de la caserne devrait être, comme la chambre du poitrinaire, aménagée et meublée de manière à subir facilement, promptement et sans dommages de fréquentes désinfections. Le mobilier si minime qui la garnit ne pourrait-il pas être démontable de façon à pouvoir être facilement transporté au dehors et nettoyé antiseptiquement pièce par pièce. Pendant ce temps les murs et les planchers seraient désinfectés avec soin, toutes les fissures y seraient bouchées et l'on chercherait du même coup à détruire la vermine, en particulier les punaises qui, dans certaines casernes, sont pendant la saison chaude pour beaucoup de soldats la cause d'un cruel supplice.

En pratiquant dans les chambrées des désinfections fréquentes et judicieusement organisées, on aurait, j'ose l'affirmer, la certitude en quelque sorte mathématique de conserver pour le combat d'abord, pour le foyer conjugal ensuite, un nombre immense de jeunes et précieuses existences. On sauvegarderait en même temps les familles des jeunes soldats contre une redoutable source de contagion.

Que penser, au point de vue de la contagion tuberculeuse, de l'hygiène sur les grands navires ?

« Un des arguments importants invoqués contre la cure « marine, dit le docteur F. Lalesque (1), est tiré de la pré- « tendue fréquence de la phtisie pulmonaire parmi les « populations maritimes. Cette doctrine a trouvé un trop « durable appui dans les travaux de Rochard et de Jonh- « son. Plus que les autres, prétendaient-ils, les popula-

(1) *Cure marine de la Phtisie pulmonaire*, par le Dr F. Lalesque, 1897.

« tions marines sont décimées par le tuberculose pulmo-
« naire et l'opinion contraire, soutenue par Laennec, était
« qualifiée de *pieuse illusion* ! L'immortel auteur de l'*Aus-*
« *cultation* avait cependant bien vu. Les statistiques les
« plus récentes confirment pleinement sa doctrine.

« Sur 1000 pêcheurs, 108 succombent à la phtisie, tandis
« que cette mortalité s'élève à 167 chez les merciers, à 301
« chez les peintres, à 371 chez les couteliers, à 435 chez
« les fabricants de limes, à 473 chez les potiers (Lindsay).

« Cette immunité relative de la population marine est
« un fait d'observation sur le littoral atlantique. Mais
« encore y a-t-il lieu, pour bien comprendre cette immu-
« nité, d'établir une distinction marquée entre le pêcheur
« proprement dit et le marin qui voyage au long cours.
« Si tous deux passent la journée en plein air, soumis aux
« mêmes vicissitudes atmosphériques du beau et du mau-
« vais temps, par contre le pêcheur ne séjourne point la
« nuit dans l'air confiné et trop souvent contaminé des
« entreponts.

« Pour la population maritime de la baie d'Arcachon,
« cette distinction capitale est démontrée par les faits.
« Les pêcheurs ne passent guère que la journée sur le
« bassin et, si par exception ils restent dehors la nuit, ce
« n'est point dans une cabine mal ventilée et agglomérée,
« mais simplement à l'abri des voiles disposées en forme
« de tentes au-dessus du bateau non ponté. De plus l'ac-
« tion de ramer développe singulièrement leur puissance
« inspiratrice et donne à leurs poumons une activité
« fonctionnelle peu commune ; de telle sorte, qu'avec un
« terrain pulmonaire mal préparé à l'ensemencement
« bacillaire, ils vivent dans une atmosphère pure. Eh
« bien ! malgré ces heureuses conditions, j'ai vu de jeunes
« marins indemnes de toute tare héréditaire ou acquise,

« partis robustes sur les navires de l'État, revenir atteints « de tuberculose pulmonaire, quoique ayant, pendant « leur temps de service, mené une vie moins rude que « chez eux et bénéficié d'une alimentation souvent plus « abondante et plus saine que dans leur famille toujours « très pauvre.

« Faute de n'avoir pas établi cette distinction, les « auteurs ont formulé sur cette question des opinions « diamétralement opposées, dont la contradiction même « confirme notre manière de voir. Tandis que Laënnec « et Wiesdach affirmaient la fréquence moindre de la « phtisie dans les lieux maritimes, Jonhson et Ro- « chard soutenaient l'opinion contraire. Mais alors que « les deux premiers auteurs faisaient allusion aux « populations maritimes, leurs contradicteurs avaient « en vue les marins confinés dans les grands na- « vires de guerre. Ainsi Wiesdach affirme que, dans l'es- « pace de quatorze ans, aux bains de Nordeney sur la mer « du Nord, il ne s'est présenté que quatre cas de tuber- « culose pulmonaire, et encore sur des enfants de bai- « gneurs. Jonhson, qui étudie sur les marins de la flotte, « tout comme Rochard, nous dit qu'en quatre ans la « flotte de la Méditerranée donna 151 décès par phtisie « sur 452 morts.

« Pour apprécier l'influence du climat marin sur la « tuberculose pulmonaire, tout repose sur cette distinc- « tion, que la doctrine de la contagion éclaire d'un jour « tout nouveau et tranche en faveur de l'immunité cli- « matique et innée des populations marines, immunité « pouvant se perdre par la création d'un milieu factice et « contaminé — le grand navire, — mais dont le climat « ne saurait être rendu responsable. »

Cette démonstration est péremptoire, elle fait ressortir

le danger de contagion tuberculeuse inhérent à un logement de nuit contaminé. Si le jeune marin, malgré sa vigueur native, devient poitrinaire dans ces cabines mal ventilées et agglomérées des grands navires, c'est que ces cabines recèlent des germes de tuberculose. D'où je conclus que de fréquentes désinfections s'imposent sur les navires comme dans les casernes. On aurait par ce moyen la certitude d'obtenir dans la marine comme dans l'armée de terre une diminution très marquée de la mortalité par tuberculose pulmonaire.

Vannes. — Imp. LAFOLYE, 2, place des Lices.

www.ingramcontent.com/pod-product-compliance
Ingram Content Group UK Ltd.
Pitfield, Milton Keynes, MK11 3LW, UK
UKHW020433230726
13925UKWH00004B/1717